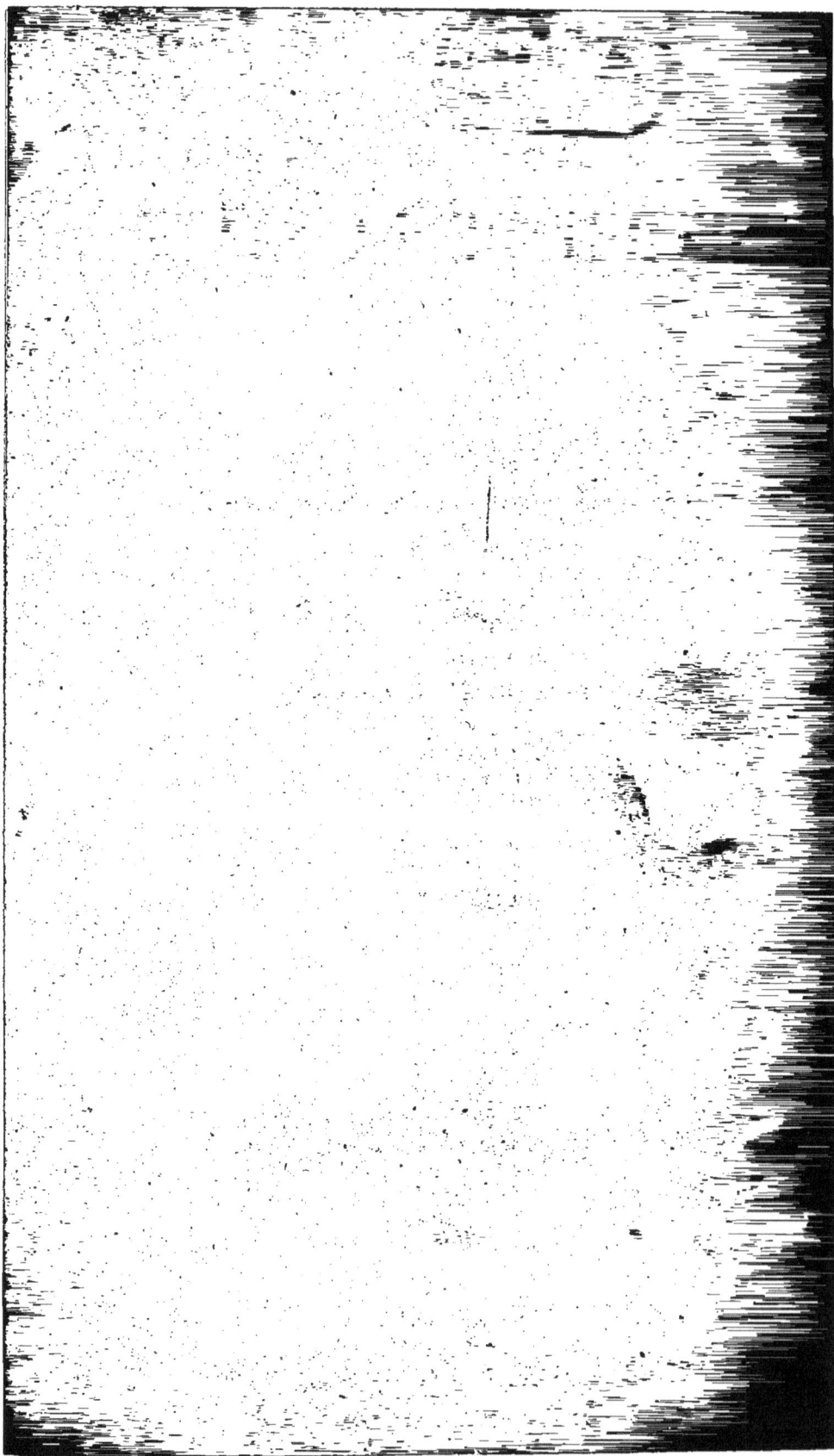

LE

SECRET DE LA SANTÉ

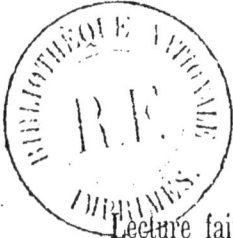

Lecture faite à la séance publique
de la Société Nationale de Médecine de Marseille,
le 14 Décembre 1879

PAR

Le docteur Adrien SICARD,

Officier de l'Ordre Royal de François Ier des Deux-Siciles et du Nichani-Ifftikar de Tunis
Trois médailles, choléra 1835, 1849 et 1854.
Conseiller et ancien Président de la Société Nationale de Médecine de Marseille,
Vice-Président de la Société Protectrice de l'Enfance.

MARSEILLE

TYP. ET LITH. BARLATIER-FEISSAT PÈRE ET FILS
RUE VENTURE, 19

—

1880.

LE SECRET DE LA SANTÉ

Un auteur oriental a dit : « Celui qui ne communique pas
« aux autres hommes ce qu'il sait, ressemble au myrte du
« désert dont les parfums sont perdus pour tous. »

Nous ne voulons pas imiter le myrte du désert, c'est pour-
quoi nous allons vous initier aux secrets, qui vous permettront
de passer une vie aussi exempte que possible, des tribulations
dévolues à l'espèce humaine.

L'homme est un animal, ce fait est hors de toute contes-
tation ; comme tel, il doit subir les exigences de sa position,
mais il a sur eux le grand avantage d'être, ou de pouvoir
être raisonnable, c'est la tout le secret de l'existence.

Est-elle raisonnable cette mère de famille qui, au lieu d'al-
laiter son enfant, le confie à une nourrice ? Ignore-t-elle que
le lait peut transmettre nombre de maladies ?

Rappelons-leur qu'il est bien difficile, nous allions dire im-
possible, de savoir au juste si une nourrice est bonne ou
mauvaise, et que pour en arriver à une constatation exacte,
la science humaine est obligée d'employer toutes les ressour-
ces d'études consciencieuses, dont les applications ne dépen-
dent pas toujours du médecin.

Cependant la plus grande partie des femmes oublient leurs
devoirs maternels ; nous les engageons à méditer ces paroles
d'Aulu-Gelle, philosophe du 2ᵉ siècle de notre ère :

« La nature irritée venge ses droits méprisés et la femme
« qui néglige un devoir qu'elle aurait dû remplir avec plai-
« sir, devient souvent la première victime de sa cruelle et
« complète indifférence. »

Il est d'observation que les femmes allaitant leurs enfants, échappent oû amoindrissent par ce fait, beaucoup de maladies spéciales à la femme en couche, et qui plus tard, sont le germe d'affections graves que l'on garde toute sa vie.

Ajoutons, que dans les cas excessivement rares, nous soulignons le mot, dans les cas, disons-nous, excessivement rares, ou les mères de famille ne peuvent nourrir leurs enfants, il est très-aisé, quoiqu'avec très peu de lait naturel, de remplir les devoirs maternels en se faisant aider par l'allaitement artificiel

Ici se présentent maintes et maintes objections.

Quoi ! disent certaines personnes, vous voulez substituer au lait de femme celui de chèvre ou de vache ? Vous oubliez donc que ces laits sont beaucoup plus nourrissants que le lait maternel ? etc., etc.

Tout cela est fort beau à dire en théorie, mais la pratique, nous voulons parler de celle des gens consciencieux et observateurs, prouve que l'allaitement au biberon, que nous avons été le premier à préconiser et à mettre en pratique dans la ville de Marseille, il y a de cela 40 ans, réussit admirablement, à la condition de donner du lait pur et de se conformer aux soins de propreté indispensables dans toutes circonstances.

S'il en est parmi nos lecteurs qui doutent du fait que nous avançons, ils n'ont qu'à venir tous les jours à la Société protectrice de l'enfance, ou nous élevons des centaines d'enfants à l'allaitement mixte, et ils se convaincront *de visu*, que toute femme peut nourrir son enfant au biberon.

Mais ils apprendront aussi l'indispensable nécessité d'employer du lait pur, sortant du pis des animaux ; qu'il est urgent que ce lait soit conservé à la fraîcheur sans jamais bouillir ; que l'on ne doit pas donner à l'enfant, le lait qui reste dans le biberon et que le lait doit se chauffer dans l'appareil et au bain-marie, chaque fois que l'enfant en a besoin.

Croyez-vous qu'ils soient raisonnables ces pères et mères qui étouffent leurs enfants sous d'énormes couvertures, ou des rideaux, et qui, sous prétexte de les préserver du froid, empêchent qu'on ouvre les fenêtres de l'appartement, qu'on les lave, qu'on les sorte à l'air libre, et qui, lorsque l'enfant est parvenu à un âge plus avancé, s'effrayent à tout moment de peur qu'ils tombent etc., etc., nous en passons et des meilleurs.

Rappelons-nous que l'homme est un animal, donc l'enfant au point de vue animal doit se soigner comme les autres bipèdes.

N'avez-vous donc jamais suivi les animaux dans les soins qu'ils donnent à leurs petits ?

Si vous les observiez, vous les verriez prendre les plus grandes précautions pour que leurs petits ne têtent pas trop, ils les nettoient, les amusent sans trop de bruit, les surveillent dans leurs ébats ; mais vous ne trouverez jamais un animal qui force les petits à rester dans un air malsain, ou à l'abri des influences atmosphériques.

Disons avec Michelet : « l'enfance de l'homme comme celle « des plantes et de toutes choses a besoin de repos, d'air et de « douce liberté. »

Nous avons déjà fait observer que la nature humaine avait le privilége de pouvoir être raisonnable, soyons le donc en élevant nos enfants de manière à en faire des hommes et non des êtres, développons leur intelligence en même temps que leur corps, car il est d'observation que les enfants dont on s'occupe physiquement et moralement sont beaucoup moins sujets que les autres aux maladies du cerveau ; bien entendu qu'il faut que les études soient proportionnées à l'individualité c'est là le grand problème à résoudre.

Nous connaissons un proverbe qui dit : *le jeune homme sera dans un âge plus avancé, ce qu'on l'aura fait dans son enfance*, méditons ces paroles qui sont journellement confirmées par les faits bien observés ; il en est de même du proverbe allemand : *l'habitude du berceau dure jusqu'au tombeau.*

Remarquons avec M. le professeur Lallemand : « qu'il « existe dès l'origine, des très-grandes différences entre les « enfants du même âge, du même sexe ; non-seulement pour « le physique, mais encore pour l'intelligence, le caractère,

« etc., etc., ces dispositions bonnes ou mauvaises ne s'*effacent* « *jamais complétement quand elle sont très-prononcées.* » Vous voyez par là toute l'utilité d'une éducation suivie et surtout bien dirigée.

Mères qui nous lisez, en étudiant vos enfants, en les suivant pas à pas sans contrainte, vous rendrez les plus grands services à la patrie, en lui fournissant à son heure, un homme d'étude et d'intelligence ; ou une femme laborieuse connaissant tous ses devoirs et les remplissant consciencieusement. Rappelez-vous que : *l'éducation commence au berceau, que l'enfant est pour sa mère une source de bonheur ou de chagrin, suivant qu'il a été bien ou mal élevé.*

L'éducation physique et morale de l'enfant est une tâche ardue, il faut donc la remplir soi-même, et dans les cas où il se trouve une impossibilté matérielle, comme chez les mères de famille obligées de travailler pour subvenir aux besoins journaliers, il est du devoir de la société tout entière, de prendre à sa charge les déshérités de la fortune, et de les enlever à cette éducation qui se fait dans les rues au grand détriment de la Société.

Parvenue à l'âge de l'adolescence, l'espèce humaine est entourée de dangers physiques et moraux, c'est surtout dans ce moment que les bons conseils et les bons exemples aident à former une génération vigoureuse et pouvant se perpétuer avec tous les caractères de virilité, qui, disons-le tout bas, manquent en grande partie, dans une époque troublée comme celle que nous traversons depuis le commencement du XIX· siècle ; nous en avons la preuve dans l'affaiblissemeut des naissances qui est journellement constatée dans notre patrie.

Si les femmes ont des devoirs à remplir, il en est d'autres qui incombent aux hommes : ceux-ci doivent se livrer à des travaux manuels ou intellectuels, selon leur position, travaux, qui leur permettront d'élever leur famille et de rendre des services à leur pays.

Sous quelques formes que se présentent ces devoirs, ils nécessitent des études spéciales, soit corporelles ou intellectuelles.

L'homme doit se nourrir de tout ce qui existe sur la terre, soit végétaux ou animaux, d'où il découle nécessairement le besoin de n'avoir aucune antipathie pour les substances alimentaires, car nous ignorons dans quelle position nous pourrons nous trouver dans la vie.

Rappelons-nous ce proverbe du XV* siècle : *L'homme doit vivre selon le pays où il est.* En mettant en pratique cet axiome, vous vous préserverez d'une grande quantité de maux qui attaquent les personnes qui croient à tort, pouvoir transporter toutes leurs habitudes dans les contrése étrangères à celles dans lesquelles ils sont nés.

Suivons cette idée exprimée par John Hunter : « L'habi
« tude de l'uniformité, rend le corps humain très sensible
« aux variations atmosphériques ; si, au contraire, on est
« habitué à ces variations, le corps devient beaucoup moins
« susceptible d'éprouver de semblables impressions. » D'où résulte la nécessité de nous accoutumer de bonne heure à toutes les impressions produites sur le corps humain par les variations de température.

Rappelons-nous que *l'habitude est une seeonde nature*, mais gardons-nous de la *troisième* qui s'appelle *l'imitation*, car cette dernière fait malheureusement beaucoup de victimes dans ce monde.

Nous trouvons dans le choix des pensées arabes, écrites par Abd-el-Kader, traduites par le général Daumas, une manière originale de formuler des observations pratiques et d'une haute portée philosophique. Vous allez en juger.

« L'homme a été fait avec de la soie et du fer. S'il s'habitue
« au luxe, à la mollesse, à la bonne nourriture, la soie do
« mine et bientôt il n'est plus bon à rien ; si, au contraire, il
« tient son âme en bride et repousse impitoyablement tou
« tes les jouissances de la vie, le fer l'emporte et il reste apte
« à supporter les plus grandes fatigues, à exécuter les plus
« grands travaux. »

Imitons ceux qui préfèrent le fer à la soie, car le premier est utile à toutes les industries et la dernière est loin d'être indispensable, sauf dans certaines circonstances où elle isole le métal, pour conduire notre pensée et notre écriture d'un bout du monde à l'autre.

Travaillons avec ardeur, que chacun de nous se rende utile à son semblable, mais sachons éviter les excès de quelque nature qu'ils soient, tant ceux de l'intempérance, qu'une tension trop forte des facultés de l'âme qui produit les maladies cérébrales les plus graves, lesquelles se terminent fatalement par des désordres de toutes les facultés organiques.

Le travail chassant l'ennui, nous n'avons plus de pensées dangereuses, il entretient la santé du corps, donne la gaîté de l'âme et celui qui s'y livre ne cherche plus des distractions ruineuses et coupables. *L'ennui n'existe pas*, mais l'homme l'a inventé pour son propre tourment.

Fuyons les cafés et les cabarets, nous rappelant ce que disait Rousseau : « L'haleine de l'homme est perfide à « l'homme, qui n'est pas né pour vivre en fourmillière. »

Que les vers dorés de Pythagore soient présents à notre mémoire et surtout celui que nous vous rapportons :

« Il ne faut nullement négliger la santé du corps, mais « on doit lui donner avec mesure le boire et le manger et les « exercices dont il a besoin. Or, j'appelle mesure ce qui ne « l'incommode point. »

En suivant les préceptes que nous avons esquissés dans ce léger aperçu, vous parviendrez à maintenir votre santé, vous éloignant ainsi de cette vie factice que l'on est obligé de vous faire avec des remèdes, nécessités le plus souvent parce que nous ne nous sommes pas étudiés personnellement, c'est cependant la chose la plus indispensable à notre santé.

Puissent ces quelques études faire réfléchir ceux qui les liront et provoquer ainsi une réaction heureuse qui aura pour conséquence, l'accroissement et la vigueur intellectuelle et morale de la population française ; c'est un des buts que se propose la Société nationale de médecine de Marseille.

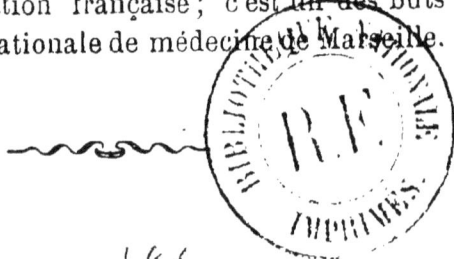

www.ingramcontent.com/pod-product-compliance
Lightning Source LLC
Chambersburg PA
CBHW050452210326
41520CB00019B/6173